ALEJANDRO VILLAO RODRÍGUEZ
SILVIA LARA ARRIAGA

O papel pedagógico do médico docente

ALEJANDRO VILLAO RODRÍGUEZ
SILVIA LARA ARRIAGA

O papel pedagógico do médico docente

na formação de estudantes de medicina em cuidados de emergência obstétrica

Imprint

Any brand names and product names mentioned in this book are subject to trademark, brand or patent protection and are trademarks or registered trademarks of their respective holders. The use of brand names, product names, common names, trade names, product descriptions etc. even without a particular marking in this work is in no way to be construed to mean that such names may be regarded as unrestricted in respect of trademark and brand protection legislation and could thus be used by anyone.

Cover image: www.ingimage.com

This book is a translation from the original published under ISBN 978-613-9-40610-4.

Publisher:
Sciencia Scripts
is a trademark of
Dodo Books Indian Ocean Ltd. and OmniScriptum S.R.L publishing group

120 High Road, East Finchley, London, N2 9ED, United Kingdom
Str. Armeneasca 28/1, office 1, Chisinau MD-2012, Republic of Moldova, Europe
Printed at: see last page
ISBN: 978-620-7-90413-6

"O PAPEL PEDAGÓGICO DO MÉDICO DOCENTE NA FORMAÇÃO DOS ESTUDANTES DE MEDICINA EM CUIDADOS DE URGÊNCIA OBSTÉTRICA".

ALEJANDRO VILLAO RODRIGUEZ

alejandro_villao@hotmail.com

Investigador independente

Orcid 0009-0003-9132-9206

Guayaquil - Equador

SILVIA LARA ARRIAGA

silviamlaraa@hotmail.com

Investigadora independente

Orcid: 0000-0002-0964-6751

Guayaquil - Equador

Autor da correspondência: Alejandro Villao Rodríguez

+593 991912092

Alejandro_villao@hotmail.com

Conflitos de interesse: Nenhum a declarar.

RESUMO

Neste artigo, foi efectuada uma exploração abrangente do papel pedagógico do médico docente na formação de estudantes de medicina em cuidados de emergência obstétrica. A investigação, baseada em entrevistas com educadores médicos especializados nesta área, revelou uma tese central que destaca a importância crucial do educador médico como guia, líder e modelo ético no processo de formação. Em resposta a desafios comuns, como a variabilidade da experiência clínica e a gestão do tempo, foram identificadas abordagens adaptativas e flexíveis como estratégias eficazes. A adaptação surgiu como um elemento-chave na personalização do ensino, incorporando simulações realistas, aprendizagem baseada em problemas e tecnologias educativas. A promoção da participação ativa e da aprendizagem prática, através de cenários interactivos e discussões baseadas em casos, foi estabelecida como essencial para o processo educativo. A inclusão da ética e da sensibilidade cultural no ensino foi reconhecida como um fator-chave para o desenvolvimento de profissionais médicos culturalmente competentes. Além disso, as tecnologias educativas, como os simuladores avançados e a realidade virtual, foram destacadas como ferramentas eficazes para melhorar a formação em emergências obstétricas. A conclusão unificada do artigo salientou a necessidade urgente de formação contínua dos médicos docentes, sendo a participação em eventos científicos e a colaboração com especialistas estratégias essenciais. Em suma, a análise retrospetiva apresentada neste artigo revela uma abordagem holística e adaptativa ao ensino das emergências obstétricas, delineando práticas eficazes que têm deixado uma marca positiva na formação dos futuros profissionais médicos.

Palavras chave:

Emergências obstétricas, professor de medicina, ensino adaptativo, tecnologias educativas, formação contínua.

INTRODUÇÃO

A formação dos estudantes de medicina é um processo intrincado que engloba não só a transmissão de conhecimentos, mas também o cultivo de competências práticas e valores éticos. No contexto dos cuidados de saúde, a formação em emergências obstétricas assume uma importância ímpar devido ao carácter crítico destas situações para a saúde materna e fetal. Nesta contextualização, o médico docente surge como uma figura chave, desempenhando um papel fundamental na orientação e formação dos futuros profissionais médicos (1).

Quando entram nos cuidados obstétricos de emergência, os estudantes de medicina deparam-se com um terreno complexo que exige não só competências técnicas apuradas, mas também a capacidade de tomar decisões rápidas e éticas sob pressão. A formação deve ser concebida de forma holística, simulando cenários realistas que permitam aos estudantes desenvolver tanto as competências técnicas como a empatia necessária para lidar com as complexidades emocionais e éticas da emergência obstétrica.

O médico docente assume o papel crucial de facilitador e orientador neste processo educativo, uma vez que, para além de mero transmissor de informação, o médico docente cria um ambiente educativo que incentiva a participação ativa, a resolução de problemas e o desenvolvimento de competências interpessoais. Isto porque o seu papel pedagógico envolve não só o ensino de conhecimentos teóricos, mas também a modelação de comportamentos e atitudes que os estudantes devem incorporar na sua prática profissional (2).

A relação entre o médico docente e os alunos é fundamental para uma formação abrangente, cujo ensino das emergências obstétricas não se resume à aquisição de competências técnicas, mas também à interiorização de valores éticos. O médico docente transmite a importância da empatia, da comunicação efectiva e do respeito pelos doentes em situações críticas, contribuindo assim para a humanização dos cuidados médicos.

No processo de formação, o médico docente não só dá instruções sobre procedimentos e protocolos, mas também incentiva a reflexão e a autoavaliação. A tomada de decisões éticas e a capacidade de lidar com situações sensíveis tornam-se competências fundamentais que são cultivadas ao longo da formação. Neste contexto, o professor actua como um mentor, orientando os estudantes para uma compreensão profunda das responsabilidades éticas e emocionais envolvidas nos cuidados de emergência obstétrica (3).

Os cuidados de emergência obstétrica exigem não só competência técnica, mas também uma sensibilidade especial para as necessidades emocionais das doentes. Neste sentido, o médico docente, através da sua interação com os estudantes, modela os cuidados centrados no doente, onde a humanização da medicina se torna um princípio fundamental.

Cabe ressaltar que o médico docente, ao assumir seu papel pedagógico, contribui para a formação de profissionais médicos não apenas tecnicamente competentes, mas também ética e humanisticamente competentes. Cujo ensino das emergências obstétricas se torna um processo integral, onde o médico docente, como orientador, molda não só as habilidades clínicas dos alunos, mas também sua capacidade de enfrentar desafios éticos com compaixão e discernimento (4).

Por conseguinte, a formação de estudantes de medicina em matéria de emergências obstétricas não consiste apenas na transmissão de conhecimentos e competências práticas, mas também no estabelecimento de uma ligação significativa entre o médico docente e os formandos. A relação de tutoria torna-se um elemento crucial para o sucesso da formação, uma vez que permite uma transferência mais eficaz de conhecimentos e experiências. O médico docente, ao criar uma ligação forte com os formandos, facilita um ambiente de aprendizagem em que a confiança e a comunicação aberta são essenciais.

Do mesmo modo, é essencial sublinhar que o médico docente não se limita a ensinar no ambiente académico, mas desempenha também um papel ativo na introdução dos estudantes a situações clínicas reais. Uma vez que a exposição precoce a casos práticos sob a supervisão direta do médico docente permite aos estudantes aplicar os seus conhecimentos teóricos num ambiente prático. Esta imersão precoce contribui para o desenvolvimento da confiança e da competência necessárias para lidar com futuras emergências obstétricas de forma autónoma (5).

A diversidade de cenários clínicos nas emergências obstétricas representa um desafio adicional de formação, em que o médico docente, ao expor os alunos a uma variedade de casos, garante que eles estão preparados para lidar com a complexidade e imprevisibilidade que caracterizam esta área da medicina. Uma formação abrangente inclui não só situações comuns, mas também aquelas que apresentam desafios únicos, fomentando assim a adaptabilidade e a resiliência dos formandos.

Com base no exposto, pode inferir-se que o papel pedagógico do médico docente na formação dos estudantes de medicina em cuidados de emergência obstétrica é essencial para o desenvolvimento de profissionais de saúde íntegros e éticos. Através da orientação, supervisão e modelação comportamental, o médico docente desempenha um papel crucial na formação de futuros especialistas em cuidados de emergência obstétrica, preparando-os para lidar não só com as complexidades técnicas, mas também com os aspectos éticos e emocionais desta área crítica da medicina.

METODOLOGIA

Modalidade de investigação de base

Esta pesquisa é definida como um processo metódico, sistemático, objetivo e estruturado que visa responder a uma série de questões, teorias, hipóteses e suposições que surgem sobre um determinado tema "O papel pedagógico do médico docente na formação de estudantes de medicina em cuidados de emergência obstétrica". O principal objetivo deste estudo é investigar o impacto do papel pedagógico do médico docente na formação de estudantes de medicina em cuidados de emergência obstétrica, para o qual é importante gerar conhecimento, mudar ideias, fornecer soluções instantâneas para problemas do quotidiano com base nas observações do investigador.

Investigação descritiva

A investigação descritiva tem como tarefa determinar as características da população-alvo, a sua metodologia centra-se na resposta à questão do problema jurídico, bem como na descrição da natureza dos segmentos demográficos e não nas causas do fenómeno, tudo isto através da utilização de uma matriz didática autónoma baseada nos danos psicológicos causados pelo trabalho informal.

Pesquisa bibliográfica

A investigação bibliográfica pode ser definida como qualquer trabalho que exija a recolha de informações em sítios Web que são utilizados para obter informações exactas. Estas podem incluir fontes mais tradicionais, como livros, revistas, jornais e críticas, bem como meios electrónicos, como gravações áudio e vídeo e filmes, e fontes em linha, como sítios Web, que são as fontes mais populares para confirmar conhecimentos prévios.

Investigação no terreno

Toda a investigação no terreno se baseia na realização de uma série de observações, entrevistas e análises das pessoas envolvidas. As grandes empresas podem ter os seus próprios departamentos de marketing ou de investigação que recolhem dados de fontes primárias. Por este motivo, a maior parte do trabalho de campo centra-se em organizações externas que realizam inquéritos, grupos de discussão e entrevistas em nome da empresa. O trabalho de investigação no terreno consiste na recolha de novos dados de fontes primárias para um fim específico. Pode também ser considerado como um método de recolha de dados qualitativos para compreender, observar e interagir com pessoas num determinado contexto sociocultural.

Métodos utilizados neste estudo

Método qualitativo:

O método qualitativo é uma ferramenta analítica destinada principalmente aos solucionadores de problemas para compreender a psique por detrás de cada problema (observar, ouvir e compreender), o que requer uma sistematização rigorosa dos vários métodos e ferramentas que compõem o acervo metodológico e, por conseguinte, um excelente conhecimento da teoria, a aplicação deste método é fundamental, pois permite-nos saber como as pessoas se sentem.

Método quantitativo:

O método quantitativo é uma metodologia de investigação que se centra na recolha de dados quantificáveis através de inquéritos, entrevistas e questionários, a fim de poder efetuar uma análise estatística de todos os dados recolhidos e, assim, poder efetuar uma análise eficaz do número de pessoas afectadas pelo tema principal da investigação e da forma como este as afecta.

Método científico:

O método científico é um método de investigação utilizado principalmente para adquirir conhecimentos científicos. É importante utilizar a terminologia correcta para abordar o sistema científico de uma forma rigorosa e fiável. Deve basear-se na experiência e na medição, seguindo as regras da argumentação, numa ideologia mais próxima da realidade e o resultado de um processo independente das crenças do investigador. Por outro lado, procura melhorar a análise dos resultados, baseando a sua informação em evidências e investigação rigorosa adequada para determinar o funcionamento de uma determinada questão.

Método analítico sintético:

Esta abordagem implica dois processos mentais invertidos que funcionam em simultâneo: a análise e a síntese. A análise é um processo lógico que divide as coisas em partes e atributos, em muitas relações, propriedades e componentes. O método analítico ou método de análise empírica é um modelo de investigação científica baseado na experiência direta e na lógica empírica. É a ciência mais utilizada tanto nas ciências naturais como nas ciências sociais. Este método analisa o fenómeno em estudo, ou seja, decompõe-no nos seus elementos fundamentais.

RESULTADOS

Os resultados que se seguem foram obtidos através de entrevistas com médicos docentes que participam ativamente na formação dos estudantes de medicina:

Tabela 1.

Questionário de entrevista

Entrevistados/ Perguntas	Professor N1	Professor N2	Professor N3	Professor N4	Professor N5
Na sua opinião, qual é o papel fundamental do médico docente na formação dos estudantes de medicina em matéria de cuidados de emergência obstétrica?	O médico docente desempenha um papel essencial na orientação e liderança na formação de estudantes de medicina em cuidados de emergência obstétrica. A sua principal função consiste em orientar	O papel fundamental do médico docente é servir de modelo, mostrando aos alunos como aplicar os princípios éticos e humanísticos no atendimento de pacientes em situações de emergência obstétrica. Para	Na formação de estudantes para cuidados de emergência obstétrica, o médico docente desempenha um papel crucial na facilitação da aprendizagem ativa e experimental. O seu papel inclui a criação de	O médico docente actua como um facilitador do desenvolvimento de competências de trabalho em equipa, ensinando os estudantes a colaborar eficazmente com outros profissionais de saúde no tratamento de	O médico docente desempenha um papel fundamental na promoção de competências de resiliência e de gestão do stress nos estudantes de medicina, preparando-os para lidar com os desafios emocionais inerentes às

	os estudantes no desenvolvimento de competências clínicas, conhecimentos técnicos e capacidade de discernimento clínico necessários para enfrentar situações obstétricas críticas.	além da transmissão de conhecimentos médicos, fomenta valores como a compaixão, a empatia e o respeito pelos doentes.	ambientes simulados e a promoção da participação prática, permitindo que os estudantes apliquem os seus conhecimentos teóricos em situações realistas.	emergências obstétricas. Isto implica promover uma comunicação clara, uma coordenação eficiente e a tomada de decisões partilhadas.	situações de emergência obstétrica. Também orienta os estudantes no desenvolvimento de competências de autorreflexão e de aprendizagem contínua neste contexto clínico exigente.
Quais são os principais desafios com que se depara ao ensinar estudantes neste domínio e como os enfrenta?	Um dos principais desafios é a variabilidade da experiência clínica dos estudantes. Para resolver este problema, implemento estratégias que equilibram a exposição clínica, tais como rotações	A gestão do tempo é um desafio comum no ensino das emergências obstétricas. Para ultrapassar este obstáculo, estabeleço um currículo estruturado que dá prioridade a conceitos e	A diversidade de estilos de aprendizagem entre os estudantes pode ser um desafio no ensino das emergências obstétricas. Para resolver este problema, implemento abordagens	A exposição limitada a situações de emergência obstétrica em contextos clínicos reais pode ser um desafio. Para ultrapassar este problema, encorajo a colaboração com centros de simulação médica e	A atualização constante dos conteúdos e práticas pedagógicas é um desafio numa área médica em evolução. Para responder a esta preocupação, participo ativamente em programas de

	supervisionadas e simulações realistas, para garantir que todos os alunos adquirem competências essenciais, independentemente das diferenças na experiência anterior.	competências críticos. Também promovo a eficiência na prática clínica e utilizo ferramentas tecnológicas para melhorar a acessibilidade dos recursos educativos.	pedagógicas variadas, tais como palestras, actividades práticas e a utilização de tecnologias educativas interactivas, para acomodar diferentes estilos de aprendizagem e melhorar a compreensão.	promovo a utilização de simulações realistas para proporcionar aos estudantes experiências práticas que espelhem situações de emergência obstétrica de uma forma segura e controlada.	formação contínua, colaboro com especialistas na área e promovo a investigação educacional para integrar os últimos avanços na formação de estudantes de emergência obstétrica.
"Como é que adapta a sua abordagem pedagógica para garantir que os estudantes adquirem competências eficazes na gestão das emergências obstétricas?	Adapto a minha abordagem pedagógica tendo em conta as competências e os conhecimentos prévios de cada aluno. Proporciono oportunidades personalizadas para o desenvolvimento de	Integro de forma proactiva a prática clínica através da utilização de simulações realistas. Isto inclui cenários de emergência obstétrica que permitem aos estudantes aplicar	Aplico estratégias de aprendizagem baseadas em problemas, em que os estudantes são confrontados com casos clínicos específicos de emergências obstétricas. Isto incentiva o	Dou regularmente feedback construtivo para melhorar as competências dos alunos. Utilizo avaliações formativas e sumativas para medir os seus progressos e	Incorporo as tecnologias educativas como ferramentas complementares de aprendizagem. Plataformas interactivas, simuladores virtuais e recursos multimédia ajudam

	competências, certificando-me de que abordo as áreas específicas de melhoria de cada aluno na gestão de emergências obstétricas.	os seus conhecimentos num ambiente controlado, facilitando a aquisição eficaz de competências e a tomada rápida de decisões.	pensamento crítico e a resolução de problemas, permitindo que os alunos desenvolvam competências eficazes de gestão de emergências.	ajustar a minha abordagem pedagógica de acordo com as necessidades individuais e colectivas.	os alunos a visualizar e praticar procedimentos, contribuindo para a aquisição de competências eficazes na gestão de emergências obstétricas.
Que estratégias utiliza para incentivar a participação ativa dos estudantes e promover a aprendizagem prática em situações de emergência obstétrica?	Concebo cenários de simulação interactivos que reproduzem situações de emergência obstétrica. Estes cenários permitem que os estudantes participem ativamente, tomem decisões em tempo real e apliquem os seus conhecimentos num ambiente prático e controlado.	Encorajo discussões baseadas em casos clínicos reais para envolver os alunos na análise e resolução de problemas. Esta estratégia promove a participação ativa, permitindo que os alunos apliquem conceitos teóricos a situações clínicas específicas.	Realizo dramatizações em que os alunos assumem papéis específicos em situações de emergência obstétrica. Isto dá-lhes a oportunidade de praticar a comunicação, a tomada de decisões e as competências de trabalho em equipa,	Facilito oportunidades de prática em ambientes clínicos simulados, tais como salas de parto virtuais ou manequins de simulação. Estas práticas permitem aos alunos experimentar de forma realista procedimentos e protocolos,	Encorajo projectos de colaboração em que os estudantes trabalham em equipa para resolver emergências obstétricas. Esta estratégia não só promove a participação ativa, como também melhora o trabalho em equipa e a capacidade de resolução de

			incentivando a participação ativa e a aprendizagem prática.	promovendo uma aprendizagem ativa e prática.	problemas em contexto clínico.
Como é que integra a ética e a sensibilidade cultural no ensino dos cuidados de emergência obstétrica, tendo em conta a diversidade das pacientes?	Concebo cenários de emergência obstétrica que reflectem a diversidade cultural da população. Isto permite aos estudantes lidar com situações que têm em conta aspectos éticos e culturais, promovendo a sensibilidade e a consciência cultural nos cuidados médicos.	Facilito discussões e análises de casos éticos e culturais relacionados com emergências obstétricas. Estes casos desafiam os estudantes a considerar factores éticos e culturais ao tomar decisões clínicas, encorajando a reflexão e o desenvolvimento de competências sensíveis à diversidade.	Integro sessões educativas específicas sobre sensibilidade cultural nos cuidados obstétricos. Estas sessões abordam temas como as práticas culturais relacionadas com o parto, as preferências em matéria de cuidados médicos e o respeito pelas crenças e valores das diferentes comunidades.	Colaboro com profissionais de saúde culturalmente competentes para fornecer perspectivas e experiências em cuidados obstétricos de emergência. Isto permite aos estudantes aprender com especialistas que compreendem as dimensões éticas e culturais específicas de diferentes grupos de doentes.	Implemento avaliações que incluem a competência cultural na gestão de emergências obstétricas. Isto assegura que os formandos são capazes de aplicar princípios éticos e respeitar a diversidade cultural na prestação de cuidados obstétricos eficazes e sensíveis.

Quais são as tecnologias ou metodologias educativas que considera mais eficazes para a formação de estudantes neste domínio específico?	A utilização de simuladores avançados específicos para emergências obstétricas permite que os estudantes pratiquem procedimentos num ambiente controlado. Estes simuladores reproduzem situações realistas, aumentando a capacidade dos estudantes para gerir eficazmente as emergências obstétricas.	A implementação de tecnologias de realidade virtual e aumentada oferece experiências imersivas. Isto permite aos estudantes explorar ambientes virtuais de parto, praticar procedimentos e melhorar a sua compreensão da anatomia, contribuindo significativamente para a formação em emergências obstétricas.	A utilização de plataformas educativas interactivas em linha facilita o acesso a recursos de aprendizagem actualizados. Estas plataformas podem incluir módulos de ensino, estudos de casos interactivos e avaliações, proporcionando flexibilidade aos estudantes para aprenderem ao seu próprio ritmo.	O desenvolvimento de aplicações móveis educativas específicas para emergências obstétricas fornece aos alunos acesso imediato a informações relevantes e ferramentas de aprendizagem. Estas aplicações podem incluir vídeos instrutivos, casos clínicos interactivos e lembretes de protocolos.	A criação de ambientes de simulação que incentivem a prática em equipa é essencial. Isto pode incluir simulações em que os estudantes de medicina trabalham em conjunto com outros profissionais de saúde, melhorando as competências necessárias de comunicação e coordenação.
Como é que envolve os estudantes em experiências práticas ou situações simuladas	Organizo sessões regulares de simulações de emergências obstétricas que	Facilito as rotações clínicas em ambientes de cuidados obstétricos onde os	Promovo a participação dos alunos em equipas interdisciplinares dedicadas à	Utilizo manequins de simulação de alta fidelidade para formação prática. Os alunos podem	Encorajo a participação dos estudantes em programas de simulação em rede,

para os preparar melhor para lidar com emergências obstétricas num contexto real?	reproduzem cenários realistas, permitindo aos estudantes enfrentar situações críticas e praticar a tomada de decisões sob pressão num ambiente controlado.	estudantes podem participar ativamente na gestão de emergências. Esta experiência prática dá-lhes a oportunidade de aplicar os seus conhecimentos teóricos em situações clínicas reais.	resolução de casos clínicos de emergências obstétricas. Esta colaboração promove a integração de conhecimentos e competências, preparando os alunos para situações clínicas reais.	efetuar procedimentos obstétricos, como a reanimação neonatal ou a realização de partos simulados, melhorando as suas competências técnicas e a sua confiança em situações de emergência.	onde colaboram com outras instituições de ensino e centros de simulação, o que alarga a exposição a uma variedade de cenários de emergência obstétrica e promove o intercâmbio de boas práticas entre instituições.
Qual é a sua opinião sobre **a importância da formação contínua para os médicos docentes na área dos cuidados de emergência obstétrica e como garante que** se	Considero que a formação contínua é crucial no domínio dos cuidados de emergência obstétrica devido à constante evolução das práticas e tecnologias médicas. A atualização	Valorizo a participação ativa em congressos, simpósios e eventos científicos especializados em obstetrícia e ginecologia. Estas reuniões proporcionam	Estabeleço colaborações com profissionais médicos especializados em emergências obstétricas. Esta interação facilita a troca de conhecimentos e	Participo ativamente em programas de formação contínua, tais como cursos e workshops especializados em emergências obstétricas. Estes programas	Mantenho uma ligação estreita com a investigação clínica, participando na supervisão de projetos de investigação e estudos clínicos relacionados com emergências

mantém atualizado **em relação às melhores práticas e aos avanços médicos?**	contínua garante que os médicos docentes estão equipados com os conhecimentos mais recentes, o que se traduz num ensino mais eficaz.	oportunidades para conhecer os últimos desenvolvimentos, trocar experiências com colegas e aceder a investigação de ponta na área.	experiências, permitindo-me manter-me a par das melhores práticas e abordagens mais recentes na gestão de situações críticas.	proporcionam um quadro estruturado para a aprendizagem de novas técnicas, a atualização de protocolos e o reforço de competências pedagógicas específicas para a formação de estudantes.	obstétricas. Isto permite-me incorporar as últimas descobertas científicas no meu ensino, assegurando que os estudantes são expostos à informação mais actualizada e relevante.

Nota: Elaboração própria

A ESTRATÉGIA DO MÉDICO DOCENTE PARA O DESENVOLVIMENTO DE COMPETÊNCIAS DE CUIDADOS DE EMERGÊNCIA OBSTÉTRICA EM ESTUDANTES DE MEDICINA

Fundamentos da estratégia para o desenvolvimento de competências de cuidados de emergência obstétrica em estudantes de medicina.

APTIDÕES E COMPETÊNCIAS

De acordo com o Ministério da Saúde (2021), as aptidões e competências referem-se às acções específicas realizadas pelo aluno que envolvem a aplicação de capacidades intelectuais juntamente com capacidades físicas ou motoras, que são dirigidas por métodos, sistemas ou procedimentos. Competências e aptidões: as competências referem-se às capacidades intelectuais, enquanto as aptidões dizem respeito às capacidades físicas ou motoras no processo de desenvolvimento (Díaz Barriga, 2011).

Para que as aptidões e competências sejam verdadeiramente eficazes, devem ser utilizadas de acordo com as regras, normas, métodos, sistemas ou procedimentos estabelecidos. Ao adquirir conhecimentos aprofundados e competências sólidas nestas áreas, serão alcançados resultados superiores quando as competências e capacidades relevantes forem postas em prática (Ministério da Saúde, 2021).

Complicações obstétricas de emergência

As complicações obstétricas referem-se a problemas de saúde que surgem durante o período gestacional. Estes problemas podem afetar a saúde da mãe, do bebé ou de ambos. Algumas mulheres podem ter condições de saúde pré-concepcionais que podem levar a complicações durante a gravidez (Office for Women's Health, 2022).

Mesmo entre as mulheres que estavam de boa saúde antes de conceberem, o desenvolvimento de complicações durante a gravidez pode aumentar o nível de risco associado à condição materna. A prestação regular de cuidados pré-natais no início da gravidez pode ajudar a reduzir a probabilidade de complicações, permitindo que os prestadores de cuidados de saúde diagnostiquem, tratem ou controlem as doenças antes de estas se tornarem problemas mais graves. Os cuidados pré-natais podem também contribuir para a deteção de perturbações de saúde mental associadas à gravidez, como a ansiedade e a depressão (US Department of Health and Human Services, 2024).

As complicações obstétricas, pela sua natureza imprevista, acarretam um risco significativo que requer atenção imediata, dado o seu potencial para consequências duradouras na saúde e bem-estar do indivíduo a longo prazo. As ocorrências conhecidas como emergências obstétricas resultam de factores que afectam tanto o feto como a mãe, constituindo uma séria ameaça à sua saúde e vida (Oldland et al., 2020). Estas situações são tratadas por pessoal especializado devido à sua urgência. O envolvimento do pessoal nestas situações acelera os processos de tomada de decisão e fornece assistência prática. O papel deste membro da equipa consiste em fornecer conhecimentos especializados, cuidados psicológicos e cuidados optimizados (Organização Mundial de Saúde, 2016).

De acordo com Campos e Loza (2011), a formação desempenha um papel muito importante como parte do conjunto de técnicas e ferramentas utilizadas para planear e implementar estratégias que promovam o progresso organizacional numa empresa. Através da formação, as competências dos trabalhadores são melhoradas para que possam desempenhar eficazmente as suas responsabilidades profissionais. Uma vez que a formação é um processo contínuo que tem como objetivo melhorar a eficácia e a eficiência na execução das tarefas concomitantemente com a melhoria do desempenho, da satisfação profissional e da capacidade de inovação dos trabalhadores (Campos e Loza, 2011) (Campos e Loza, 2011).

Segundo Jimenez Pozo (2023), a importância da deteção atempada de patologias nas mulheres grávidas é evidente, a fim de evitar possíveis complicações que podem ser fatais. Por conseguinte, é imperativo proporcionar formação em emergências obstétricas durante a gestão do parto, a fim de garantir a competência do pessoal de saúde. Esta abordagem engloba vários elementos, tais como pessoal treinado, disponibilidade de medicamentos, equipamento adequado e infra-estruturas apropriadas, entre outros aspectos relevantes.

A formação clínica implica a inclusão do estudante num ambiente profissional específico. Neste ponto, atinge-se o nível mais elevado de representação da interação entre o currículo e o ambiente de cuidados de saúde. O hospital universitário é o local ideal para este encontro; oferece um ambiente ideal para que este encontro se realize. A missão tripartida que engloba a assistência aos doentes, a educação e a investigação deve não só ser conceptualizada mas também implementada como uma realidade tangível; em vez de se limitar a reconhecer a sua existência, deve ser ativamente prosseguida na prática (Millán Núñez, 2008).

A este respeito, Millán Núñez (2008) considera essencial que todos os serviços de saúde sejam integrados no ambiente educativo, incluindo a hospitalização, as consultas, os blocos operatórios, as urgências e os cuidados intensivos, os laboratórios técnicos e de exames, bem como o segmento dos cuidados primários, entre outros, para que o tempo que os estudantes passam nestas áreas, por vezes acompanhados pelo seu tutor ou instrutor de prática (dois terços do tempo) ou praticando independentemente (um terço do tempo), seja o mais produtivo possível.

Estrutura da estratégia para o desenvolvimento de competências de cuidados de emergência obstétrica em estudantes de medicina.

A estrutura de uma estratégia eficaz para o desenvolvimento de competências em matéria de cuidados obstétricos de emergência entre os estudantes de medicina deve englobar uma série de componentes essenciais para promover as competências de resposta a emergências nos estudantes, o que exige a implementação de uma variedade de estratégias:

Planeamento:

A preparação através do desenvolvimento de um plano de comunicação de emergência antes da eventualidade de uma situação crítica é essencial. Este plano deve considerar os possíveis cenários acidentais específicos da instalação que exijam a ativação de protocolos de emergência (Supersalud, 2021).

Canais de comunicação

Identificar os meios de comunicação a utilizar durante uma situação de emergência. De acordo com Ruiz (2024), estes canais podem incluir:

- Comunicação interna: implementar um sistema estruturado de comunicação interna para garantir que a equipa de resposta a emergências se mantém adequadamente informada.

- Comunicação externa: Estabelecer meios adequados de comunicação externa para manter informadas as autoridades, os meios de comunicação social e o público em geral.

- Comunicação com as pessoas afectadas: Interação com as pessoas afectadas: implementar um mecanismo de comunicação com as pessoas afectadas pela situação de emergência, a fim de fornecer informações e assistência em tempo útil.

Do mesmo modo, Supersalud (2021) indica que uma comunicação eficaz é da maior importância em contextos de emergência, a fim de salvaguardar a segurança e a integridade dos indivíduos afectados. Em tempos de crise, é essencial utilizar uma linguagem clara e concisa para transmitir informações de forma eficaz e precisa, sem causar confusão ou pânico.

Do mesmo modo, Supersalud (2021) considera que a comunicação de emergência envolve a transmissão em tempo real de instruções, avisos e actualizações, sublinhando a importância crítica de cada palavra falada ou escrita. É essencial utilizar uma linguagem simples e abster-se de utilizar jargão técnico ou terminologia complexa que possa ser difícil de compreender por um público geral.

Além disso, Supersalud (2021) indica que é aconselhável utilizar frases concisas e simples para melhorar a compreensão e minimizar os erros de interpretação. É essencial transmitir a informação de forma clara e precisa, evitando ambiguidades ou duplos sentidos que possam levar a confusão ou má interpretação. Neste sentido, a utilização de listas com marcadores ou numeradas pode facilitar significativamente a organização e a apresentação estruturada da informação, melhorando assim a legibilidade. A utilização de enumerações permite destacar aspectos-chave e simplificar a leitura, o que contribui para a compreensão da informação em contextos de pressão ou de emergência.

Consideram ainda, em Supersalud (2021), que é crucial enfatizar a necessidade de usar um tom de voz firme mas calmo quando se comunica em situações de emergência. Instilar um sentimento de confiança e calma pode ser benéfico para mitigar a ansiedade dos indivíduos, ajudando a criar um ambiente sereno e pacífico em situações caóticas. A comunicação de emergência exige uma abordagem clara e precisa. Adotar um estilo de comunicação claro e conciso, utilizando vocabulário acessível, frases curtas e estruturadas e mantendo um tom calmo é crucial em situações críticas, facilitando a transmissão eficaz da mensagem e uma ação rápida e adequada.

Comunicação e empatia

O processo de comunicação é uma componente fundamental da arte médica, de acordo com (Hafferty, 1994) citado por Maza-de la Torre et al., 2023), agora encarnado no comunicador contemporâneo competente que dá prioridade à observação e à escuta ativa, seguidas de pensamento crítico e reflexão para articular a informação de forma eficaz. A comunicação desempenha um papel fundamental na manutenção da arte da medicina através do médico. É também um fator determinante a que os doentes dão prioridade quando seleccionam o seu prestador de cuidados de saúde, uma vez que as pessoas com problemas de saúde escolhem frequentemente os médicos com base nas suas capacidades de comunicação e comportamento compassivo. Infelizmente, este atributo não existe na maioria dos profissionais de saúde e está a tornar-se cada vez mais frequente.

De acordo com Alcorta-Garza et al. (2005), a empatia é reconhecida como uma das competências essenciais da educação médica no século XXI, desempenhando um papel vital na comunicação médico-utente. Refere-se à competência para compreender as experiências e emoções de outro indivíduo, seja ele o doente em questão ou as pessoas que lhe são próximas, juntamente com a capacidade de transmitir essa compreensão à pessoa em causa. Este conceito tem sido teórica e empiricamente associado a vários atributos, como o respeito, o comportamento pró-social, o pensamento moral, as atitudes positivas em relação aos idosos, as competências clínicas na obtenção de histórias clínicas e no exame físico, a satisfação na relação médico-doente, a qualidade da relação terapêutica e os resultados clínicos favoráveis.

A empatia, como afirmam Esquerda et al. (2016), engloba não só aspectos emocionais, mas também envolve componentes fundamentais: cognitivos, compreensão e comunicação. Numerosos estudos estabeleceram uma correlação positiva entre níveis mais elevados de empatia, comunicação efectiva e competência na gestão de doentes-residentes, conduzindo a uma maior competência clínica.

Especificamente, níveis mais elevados de empatia estão relacionados com uma maior facilidade de os doentes exprimirem os seus sintomas e preocupações, o que resulta não só numa melhor elaboração da história clínica e na precisão do diagnóstico, mas também num maior envolvimento dos doentes, na educação para a saúde e na qualidade geral dos cuidados, o que leva a uma redução do stress para o prestador de cuidados de saúde. Ultimamente, foi também estabelecida uma ligação à competência ética, aumentando a consideração dos elementos emocionais e relacionais na análise e resolução de tais litígios, bem como reconhecendo a relevância da medicina narrativa (Sociedad Española de Oncología Médica, Federación de Mujeres de Cáncer de Mama, Novartis Oncology, 2008).

A medicina, segundo Kraus, (2017), baseia-se em várias disciplinas científicas e envolve a interação entre dois seres humanos: o médico e o doente. A comunicação efectiva está no centro desta ligação. É importante reconhecer que, para além destes dois indivíduos, existe um contexto social mais vasto, uma vez que o doente não é apenas um indivíduo doente, mas sim um pai, uma mãe, um irmão, um avô, que está intrinsecamente ligado a uma teia mais vasta e elaborada. Nos currículos do ensino universitário, esta afirmação carece de uma presença marcante e não recebe a devida atenção, apesar da sua importância fundamental na formação de um profissional médico. O défice presente nos programas de ensino tem de ser resolvido. O domínio das competências de comunicação é essencial para garantir uma qualidade óptima nas relações entre o paciente e o prestador de cuidados de saúde. A satisfação dos doentes depende em grande medida do sucesso desta interação. A empatia é um elemento crucial na relação médico-doente, mas não deve ser confundida com simpatia. A primeira implica ganhar compreensão, sintonizar-se, aprender a empatizar com os outros e compreender as suas emoções, frustrações e medos. Desenvolver competências nesta área implica familiarizar-se com as preocupações e ansiedades do doente, bem como adquirir competências em estratégias de comunicação para atenuar e acalmar essas preocupações de forma eficaz e prática (Maza-de la Torre et al., 2023).

Utilização de procedimentos normalizados e listas de controlo

No contexto atual dos cuidados de gravidez de alto risco, a implementação de procedimentos normalizados e de listas de controlo é necessária como parte integrante das práticas de segurança e qualidade. Estas ferramentas podem ajudar a garantir que todos os passos necessários são seguidos na gestão de uma emergência obstétrica.

- Procedimentos normalizados: a normalização de procedimentos consiste na implementação de métodos e protocolos normalizados para a execução de várias tarefas numa entidade. No domínio da educação médica, a normalização tem o potencial de melhorar a qualidade, a produtividade e a eficiência dos processos educativos (Becciu, 2023).

- Listas de verificação: As listas de verificação são ferramentas valiosas para garantir a conclusão de todas as etapas de um processo ou procedimento. No ensino médico, as listas de verificação podem desempenhar um papel crucial na avaliação do desempenho dos alunos em actividades específicas, promovendo uma avaliação exaustiva que contribui para melhorar a eficiência e promover a tomada de decisões baseadas em provas (Balderix, 2024).

- Benefícios da normalização e das listas de controlo: Estas estratégias podem diminuir os riscos, melhorar o cumprimento das normas e obrigações, tornar a cadeia de produção mais eficiente e aumentar a clareza dos processos4. Também facilitam a formação e o acompanhamento de novos estagiários, uma vez que procedimentos bem definidos facilitam a incorporação de novos membros da equipa e reduzem o tempo de adaptação (Obando, 2023).

- Utilização no ensino médico: No contexto do ensino médico, a normalização de procedimentos e a utilização de listas de verificação podem ser empregues para o ensino de competências clínicas, a avaliação do desempenho dos estudantes e a implementação de protocolos para o tratamento de doentes.

Formação em colaboração de equipas

A colaboração em equipa desempenha um papel fundamental em contextos de emergência. Uma equipa bem coordenada tem a capacidade de trabalhar de forma mais eficiente e eficaz.

De acordo com Beca et al. (2011), a necessidade crítica de integrar competências relacionadas com a colaboração em equipa tem sido destacada como um dos principais objectivos da futura educação médica. Os contextos clínicos, que variam em tamanho e complexidade, acomodam alunos de diferentes disciplinas e podem servir como uma via única para este tipo de aprendizagem. A prática acima referida, desde que envolva os alunos, delineia os seus papéis e contribuições para os doentes como acções complementares no âmbito do conceito de aprendizagem experimental. Assim, ao permitir a participação dos estudantes na equipa de cuidados de saúde sem comprometer a qualidade dos cuidados prestados, as instituições podem cumprir os actuais requisitos de acreditação das unidades de saúde.

De acordo com os resultados do estudo de Beca et al. (2011), pode deduzir-se que, embora os estudantes não sejam comummente considerados como contribuintes significativos para o trabalho do pessoal de saúde, podem desempenhar um papel que requer maior especificidade, o que implica a aquisição das competências correspondentes. Tal permitirá melhorar a formação dos futuros profissionais de saúde, promover uma colaboração interdisciplinar efectiva nos cuidados de saúde e melhorar a qualidade dos cuidados prestados aos doentes. Embora este estudo tenha características de investigação qualitativa que dificultam a generalização das conclusões, revela a realidade específica de um hospital público, o que nos leva a considerar que esta realidade pode ser análoga noutras instituições de saúde. Sugere-se que os estudantes de medicina sejam integrados como membros da equipa de saúde em ambientes hospitalares de ensino, e que as competências necessárias para colaborar em equipas interdisciplinares sejam incluídas no currículo de formação médica (Beca et al., 2011).

Simulação em obstetrícia

Os cenários de simulação oferecem aos profissionais de saúde a oportunidade de exercitar e melhorar as suas competências num ambiente cuidadosamente controlado e seguro. Estes cenários podem simular uma variedade de eventos de emergência obstétrica, proporcionando aos profissionais de saúde a oportunidade de treinar e melhorar as suas capacidades de resposta.

Segundo Gaba (2004), a simulação apresenta-se como uma ferramenta muito útil nas disciplinas relacionadas com a saúde devido à sua capacidade de acelerar a aquisição de conhecimentos por parte dos estudantes e de promover as suas capacidades de autoavaliação. A simulação permite a aplicação de tentativa e erro como forma de feedback, preparando assim os estudantes para a sua experiência subsequente em contextos clínicos reais. A simulação é um método utilizado para reproduzir ou melhorar uma experiência da vida real que está frequentemente imbuída de elementos naturalistas, em que a prática simulada reflecte ou reproduz substancialmente aspectos do mundo real de uma forma totalmente interactiva.

De acordo com Lopez et al. (2013), os seus benefícios incluem os seguintes

1) Melhoram significativamente a aprendizagem, complementando os métodos de ensino tradicionais.

2) Permitem que a técnica seja repetida tantas vezes quantas as necessárias.

3) Os aprendentes adquirem conhecimentos através do processo de cometer erros e, subsequentemente, desenvolver novas aprendizagens.

4) São proporcionados ambientes cuidadosamente concebidos e seguros, desde instalações básicas, como uma sala de consultas para efetuar uma avaliação obstétrica, até configurações mais avançadas, como uma unidade de sala de partos para prestar cuidados a uma doente em trabalho de parto.

5) Facilitam o feedback ou a análise subsequente em tempo real, dando aos estudantes a oportunidade de identificar os seus erros, refletir sobre eles e fazer correcções a questões clínicas e de coordenação (Lopez et al., 2013).

A simulação clínica no domínio da obstetrícia, segundo Altamirano-Droguett (2019), representa um contributo importante para a formação e o desenvolvimento das competências dos estudantes de obstetrícia. Os diferentes tipos de simulações de baixa, média e alta fidelidade seleccionados favorecem uma aprendizagem baseada na descoberta, na resolução de problemas, na experiência e no significado. Além disso, apresentam dimensões organizacionais e de autorregulação dos estímulos, baseadas nos modelos de Burke e Russell, manifestando assim uma complexidade e fidelidade muito próximas da realidade. Assim, o ambiente, os sentidos, a linguagem e as relações interpessoais interagem entre si, aproximando-se dos contextos clínicos hospitalares. Este facto melhorou a segurança e a confiança dos estudantes nos programas de Obstetrícia e Cuidados Infantis do país, à medida que participam na prática clínica do mundo real. No entanto, existe uma falta de investigação que demonstre o avanço destas estratégias na fase pré-clínica da prática da obstetrícia. Por conseguinte, é necessário implementar programas de formação em simulação clínica concebidos para educadores de enfermeiras-parteiras, a fim de melhorar a utilização desta técnica em contextos de licenciatura e pós-graduação. Esta ferramenta de aprendizagem ativa desempenha um papel crucial no processo educativo e pode também ser destacada pela sua aplicação em estudos de investigação pedagógica. Além disso, seria altamente benéfico para todos os programas de obstetrícia e a enfermagem estabeleçam uma rede de centros de formação profissional em simulação clínica, devidamente reconhecidos e alinhados com as políticas institucionais de cada universidade. Isto permitiria a integração formal desta nova metodologia de ensino no currículo, o que exigiria uma mudança na cultura de formação das gerações futuras (Altamirano-Droguett, 2019).

Simuladores completos de pacientes

São manequins de tamanho real que simulam pacientes, com dimensões anatómicas comparáveis às de indivíduos de várias idades, desde crianças a adultos (Velasco, 2013). Estes modelos distinguem-se pela sua capacidade de automatização através de sistemas informáticos, que permitem a simulação de condições fisiológicas e patológicas, bem como a geração de cenários de crise que mimetizam a realidade. Nesta categoria incluem-se os modelos obstétricos de acordo com Palés e Gomar (2010). A simulação replica um corpo humano completo, utilizando um software que dota o manequim de todas as funções cardíacas, vasculares e pulmonares.

A este respeito, Palés e Gomar (2010) indicam que o simulador de paciente completo permite que os estudantes interajam com o robô, se familiarizem com o cenário clínico e desenvolvam uma variedade de competências que progridem de níveis fundamentais para níveis mais avançados. Ou seja, este tipo de simuladores permite a simulação de baixa fidelidade de procedimentos básicos de cuidados (como mudanças de postura, rotinas de higiene, transferências, etc.), a simulação de média fidelidade para avaliar um sinal clínico específico (como sons cardíacos) e a simulação de alta fidelidade em situações de crise, preferencialmente.

Estes simuladores de doentes de corpo inteiro são geralmente colocados em ambientes realistas, como áreas cirúrgicas ou de cuidados de emergência, para expor os estudantes a um ambiente hospitalar que se assemelha muito a cenários da vida real (Altamirano-Droguett, 2019).

O plano de formação como estratégia

O autor Jimenez Pozo (2023) propõe um plano de formação como estratégia para reforçar as competências do pessoal em matéria de emergências obstétricas com a seguinte estrutura

- Introdução

- Justificação

- Âmbito de aplicação: O plano de formação é aplicável ao pessoal que trabalha nos serviços de urgência dos centros de saúde materno-infantil das redes da região de Ica.

- Objectivos do plano de formação:

  - Melhorar as capacidades dos recursos humanos das redes micro e sanitárias dos centros de saúde materno-infantil.

  - Contribuir para uma mudança substancial nas atitudes negativas em relação às mulheres grávidas durante o parto e o puerpério durante os cuidados de emergência, para além das mortes perinatais que as afectam, especialmente entre os sectores menos favorecidos da população.

  - Melhorar a interação entre os empregados e, assim, aumentar o interesse pela garantia da qualidade do serviço.

- Objectivos

  - Objectivos gerais

    - Desenvolver e/ou reforçar as competências de trabalho dos profissionais que trabalham nos estabelecimentos FON e FONB, a fim de melhorar a eficácia dos processos de gestão e de prestação de cuidados de saúde às mulheres grávidas e, assim, detetar atempadamente as patologias.

  - Objectivos específicos

    - Identificar as necessidades de aprendizagem dos participantes, com base na problemática da saúde materno-neonatal na sua realidade local e em correspondência com a capacidade de resolução do estabelecimento de saúde e da sua área profissional.

- Reforçar e desenvolver as capacidades em matéria de cuidados de saúde integrados, melhorando as competências em matéria de gestão das urgências obstétricas durante o parto e o período pós-parto.

- Metas: Capacitar 100% dos recursos humanos das redes de saúde responsáveis pela estratégia de saúde sexual e reprodutiva e os envolvidos nos processos de atendimento obstétrico de urgência.

- Estratégias:

  o As estratégias a utilizar são.

    - Metodologia de exposição - diálogo.

    - Realizar seminários sobre competências e aptidões.

    - Avaliação dos conhecimentos: Pré e pós-teste

- Quadro concetual

- Acções a desenvolver: As acções para o desenvolvimento do plano de formação são apoiadas pelas agendas que permitirão aos participantes adquirir conhecimentos para ter em conta a importância de abordar as principais emergências obstétricas para detetar patologias em mulheres grávidas a tempo e competências para a assistência ao parto normal que irá melhorar a qualidade da assistência dos recursos humanos, para isso os seguintes tópicos estão sendo considerados:

- Tópicos de formação:

  o Fisiologia da gravidez

  o Perturbações hipertensivas da gravidez: pré-eclampsia, eclampsia, fígado gordo e HELLP

  o Hemorragia na primeira metade da gravidez, na segunda metade da gravidez e no puerpério o Choque hipovolémico

o Princípios da RCP

o Sepsia puerperal.

o Distócia: anomalias de apresentação, distócia do ombro e alteração da progressão do trabalho de parto

o Avaliação do bem-estar fetal

o Avaliação para encaminhamento para um IPRESS

o Doenças que podem complicar a gravidez: eventos tromboembólicos, diabetes e doenças da tiroide.

- Recursos
- Financiamento
- Orçamento
- Linha do tempo

ASPECTOS GERAIS DO PROCEDIMENTO DE VALIDAÇÃO DA ESTRATÉGIA PARA O DESENVOLVIMENTO DE COMPETÊNCIAS DE CUIDADOS DE EMERGÊNCIA OBSTÉTRICA EM ESTUDANTES DE MEDICINA.

Os aspectos gerais da validação de uma estratégia para melhorar a competência em cuidados obstétricos de emergência entre os estudantes de medicina envolvem normalmente várias etapas e considerações cruciais. Seguem-se alguns aspectos gerais que podem ser integrados neste procedimento:

Definição da estratégia

O primeiro passo, de acordo com Fescina et al. (2012), consiste em delinear claramente a estratégia adoptada para melhorar as competências na gestão de emergências obstétricas. Isto incluiria a elaboração detalhada dos objectivos educativos, as estratégias pedagógicas utilizadas, os recursos necessários e o público específico, neste caso, os estudantes de medicina. A estratégia pode ser conceptualizada como uma abordagem sistemática utilizada para tomar decisões num determinado contexto. É utilizada com o objetivo de atingir um ou mais objectivos pré-estabelecidos (Westreicher, 2024).

Revisão da literatura

De acordo com Villao Rodríguez et al. (2023), é essencial uma revisão exaustiva da literatura disponível sobre o treino de competências obstétricas de emergência e a formação de estudantes de medicina em emergências obstétricas. Esta revisão fornece uma base sólida para a conceção de estratégias e ajuda a identificar as melhores práticas e áreas de melhoria, incluindo directrizes para o atendimento de emergências obstétricas graves. Em primeiro lugar, é imperativo dispor de uma base teórica sólida que dote os formandos de uma compreensão profunda dos fundamentos e procedimentos médicos obstétricos. Isto é ainda reforçado pela formação prática, que pode incluir simulações e exercícios supervisionados em ambientes clínicos autênticos. Para além disso, a avaliação contínua e o feedback construtivo são essenciais para garantir a compreensão e a melhoria contínua das competências.

A este respeito, Jimenez Pozo (2023) salientou a importância da utilização de questionários e outras técnicas de recolha de informação para corroborar a eficácia das estratégias pedagógicas neste domínio. É essencial personalizar a estratégia de acordo com as necessidades individuais dos estudantes e as características particulares do contexto clínico, de modo a garantir uma formação completa e relevante. A integração destes componentes cultiva efetivamente a prontidão dos futuros médicos para lidar de forma competente e segura com emergências obstétricas, um aspeto crucial dos cuidados médicos que salvam vidas.

Conceção da estratégia

A conceção de uma estratégia pormenorizada é efectuada tendo em conta os objectivos específicos de aprendizagem, os métodos de ensino mais eficazes e os instrumentos de avaliação adequados. A formulação de uma estratégia pormenorizada é efectuada tendo em conta os objectivos de aprendizagem específicos, as metodologias de ensino mais eficazes e os instrumentos de avaliação adequados. Isto pode envolver o desenvolvimento de exercícios de simulação, programas de formação prática, materiais didácticos e outros recursos essenciais para a implementação da estratégia.

A prática do design estratégico, segundo Conway (2021), consiste em ajudar as organizações a identificar oportunidades de inovação centrada nas pessoas e a alinhar-se com uma visão do que deve ser construído. Integra um elevado nível de experiência do utilizador com uma abordagem empresarial estratégica. Os profissionais especializados em estratégia de design têm a capacidade de integrar as diversas capacidades de uma empresa nos processos de inovação, design e desenvolvimento.

O design estratégico, de acordo com Yuste (2023), enquanto abordagem de design, está orientado para a resolução de problemas complexos e para a criação de valor para todos os actores envolvidos numa entidade organizacional. Requer competências como a integração, a visualização e a gestão, centrando-se nos principais desafios nos domínios empresarial e social.

Vantagens da conceção estratégica: A implementação bem sucedida da conceção estratégica conduz ao alinhamento de objectivos, necessidades, ideias-chave e uma visão partilhada, que promove a coesão entre a equipa e as partes interessadas. As vantagens da conceção estratégica incluem a redução do risco de inovação ou mudança em resultado de processos colaborativos, uma comunicação mais eficaz dentro e entre as equipas e as principais partes interessadas, e o aumento da eficiência dos recursos através da eliminação de gastos desnecessários em protótipos ou hipóteses durante a fase de construção (Yuste, 2023).

Implementação piloto

É prática comum efetuar uma fase-piloto da estratégia antes de proceder à sua aplicação em grande escala. Nesta fase, a estratégia é testada com um número limitado de alunos, a fim de identificar potenciais desafios, modificar os procedimentos, se for caso disso, e avaliar a eficácia da estratégia em relação à consecução dos objectivos de aprendizagem.

De acordo com Mercado-Cruza, et al. (2021) no seu estudo, algumas das estratégias implementadas centraram-se na manutenção da comunicação com os pacientes externos ou internos através da utilização de videoconferência durante as consultas e rondas realizadas através de videoconferência; no entanto, estas estratégias têm a desvantagem de exigir modificações nas políticas dentro dos ambientes hospitalares no que diz respeito à utilização de dispositivos e registos electrónicos.

Globalmente, concluiu-se que as Práticas Clínicas Virtuais têm o potencial de favorecer o reforço das competências clínicas dos estudantes de medicina. De facto, a tele-simulação representa uma estratégia particularmente valiosa no atual panorama educativo devido à sua capacidade de contornar a necessidade da presença física dos estudantes. Para além disso, a utilização das telecomunicações para fins educativos e de saúde tem o potencial de ultrapassar constrangimentos de tempo, aumentar a acessibilidade, reduzir custos, entre outros benefícios (Mercado-Cruza, et al., 2021).

De acordo com Mercado-Cruza, et al. (2021), a simulação virtual é uma ferramenta eficaz na promoção de competências clínicas. A implementação desta estratégia enfrenta desafios semelhantes aos que se verificam em qualquer inovação educativa.

Avaliação da estratégia:

A avaliação das estratégias, como refere López López (2015), consiste em analisar os diferentes elementos que têm impacto na eficácia ou ineficácia de uma estratégia empresarial ou organizacional. Baseia-se na coerência, na viabilidade e na capacidade de adaptação às mudanças e possibilidades do ambiente.

Seguem-se os elementos de avaliação das estratégias de acordo com López López (2015):

Processo de avaliação da estratégia:

Para avaliar uma estratégia, é imperativo seguir as etapas descritas abaixo:

- Estabelecer parâmetros de avaliação

- Analisar a estratégia

- Avaliar a estratégia à luz dos critérios estabelecidos.

- Analisar os pontos fortes e as áreas a melhorar da estratégia.

- Propor possíveis melhorias e aperfeiçoamentos da estratégia.

- Efetuar a implementação das melhorias e ajustamentos necessários.

Avaliação de um quadro estratégico:

Os parâmetros utilizados para avaliar uma estratégia empresarial incluem:

- Coerência: é importante garantir que não existem contradições entre os objectivos e as políticas estabelecidas. A organização deve manter a coesão nas suas acções.

- Resiliência: é necessária uma capacidade de adaptação às condições ambientais externas e a alterações significativas no ambiente.

- Viabilidade: diz respeito à capacidade de quantificar os recursos financeiros de uma organização, que é normalmente a principal limitação de um plano estratégico.

É efectuada uma análise pormenorizada da estratégia, a fim de avaliar a sua eficácia na promoção do desenvolvimento de competências de gestão de emergências obstétricas nos estudantes de medicina. Isto pode envolver a recolha de dados quantitativos e qualitativos através de inquéritos, avaliações de conhecimentos, observações de desempenho e feedback dos participantes.

Análise dos resultados

Os dados recolhidos durante a avaliação são analisados exaustivamente para determinar se a estratégia atingiu os objectivos de aprendizagem declarados. Isto envolve a realização de uma análise comparativa dos resultados antes e depois da implementação da estratégia, identificando tendências e padrões e tirando conclusões sobre a eficácia global da estratégia (Pineda-Leguízamo et al., 2018).

A análise dos resultados é uma componente essencial do processo de otimização de qualquer estratégia ou campanha. Facilita a avaliação do desempenho e a concretização dos objectivos estabelecidos. É crucial para as estratégias avaliarem o seu desempenho e tomarem decisões informadas. Através de uma avaliação exaustiva, determina a eficácia das estratégias implementadas e verifica se os objectivos propostos foram alcançados. É uma ferramenta que fornece informações cruciais sobre a eficácia das estratégias e as áreas que necessitam de ser melhoradas (Cokomik, 2023).

Procedimento de análise dos resultados

Para efetuar uma análise de desempenho eficaz, é imperativo:

- Estabelecer os objectivos e as questões de investigação.

- Realização de uma análise descritiva e exploratória.

- Analisar corretamente os resultados

- Analisar a integridade dos dados e a abordagem metodológica

- Apresentar as conclusões de forma clara e sucinta.

- Destacar as conclusões mais significativas.

Rever a eficácia da estratégia empresarial: O controlo da eficácia da estratégia empresarial envolve a avaliação do desempenho e dos resultados alcançados através da implementação da estratégia especificada. [3]Facilita a avaliação da eficácia da estratégia e a realização dos objectivos pré-estabelecidos.

Verificar o plágio

Relatório e divulgação dos resultados:

Um relatório exaustivo pormenoriza todo o processo de desenvolvimento, implementação e avaliação da estratégia validada, bem como apresenta as conclusões e recomendações decorrentes do estudo. Este relatório pode ser divulgado à comunidade académica e médica através de publicações científicas, apresentações em conferências e outros canais de comunicação.

Análise dos resultados das estratégias de desenvolvimento de competências

Ao efetuar uma análise dos resultados de uma estratégia de desenvolvimento de competências, segundo o modelo de Kirkpatrick, esta é elaborada com o objetivo de avaliar o impacto sobre os programas de formação tradicionais. O seu método compreende quatro níveis: resposta, aprendizagem, desempenho e resultados. Cada elemento é importante e a sua ausência é inconcebível. À medida que o processo avança, torna-se mais complexo e moroso, mas produz dados preciosos (Velázquez, 2024).

O modelo de Kirkpatrick é amplamente reconhecido para avaliar programas de formação, estabelecendo uma cadeia de evidências apoiada em dados que validam os resultados do processo de aprendizagem e as suas implicações para as organizações, conhecidas como Retorno sobre as Expectativas (ROE) (Escola Didática, 2024).

Desenvolveu um modelo de quatro níveis para avaliar a eficácia da formação:

- Reação

- Aprendizagem

- Comportamento

- Resultados

De acordo com Miranda (2021), Jack Phillips propôs um modelo de seis níveis para avaliar o retorno do investimento em formação e desenvolvimento:

- Nível 1: Reação

- Nível 2: Aprendizagem

- Nível 3: Implementação

- Nível 4: Impacto

- Nível 5: Retorno do investimento

- Nível 6: Resultados

Robert O. Brinkerhoff, desenvolveu o modelo dos "Cinco Níveis de Avaliação" que se centra em:

- Reação

- Aprendizagem

- Aplicação

- Impacto

- Retorno do investimento

Estes autores deram contributos substanciais para o domínio da avaliação da formação e do desenvolvimento de competências, oferecendo quadros conceptuais e modelos que podem ser adaptados à análise de estratégias específicas nas organizações.

É essencial adotar uma abordagem sistematizada que permita uma avaliação rigorosa do impacto da estratégia. Apresenta-se de seguida uma orientação geral para a realização desta análise:

1. Definição dos objectivos

- Determinar os objectivos específicos a atingir através da implementação da estratégia de desenvolvimento de competências.

- Definir parâmetros claros e mensuráveis para cada objetivo.

2. Recolha de dados

- Recolher informações pertinentes antes e depois da aplicação da estratégia.

- Utilizar uma variedade de técnicas, tais como inquéritos, entrevistas, avaliações de desempenho e outros métodos para recolher informações de natureza quantitativa e qualitativa.

3. Análise quantitativa

- Examinar os dados numéricos recolhidos para avaliar o impacto quantitativo da estratégia.

- Comparar resultados anteriores e posteriores para determinar melhorias em áreas específicas.

4. Análise Qualitativa

[3]- Analisar elementos de natureza qualitativa, tais como a satisfação dos participantes, as mudanças de atitudes ou percepções e as opiniões qualitativas.

5. Identificação de pontos fortes e áreas de oportunidade

- Identificar os resultados obtidos em relação aos objectivos definidos.

- Identificar os domínios em que a estratégia pode ser melhorada ou ajustada para aplicação futura.

6. Impacto no desempenho

- Examinar o efeito da estratégia de desenvolvimento de competências no desempenho individual e organizacional.

- Verificar se foram efectuados progressos concretos em termos de produtividade, eficiência ou qualidade do trabalho.

7. Feedback e planos futuros

- Obter reacções dos participantes e das partes interessadas envolvidas no processo.

   - Utilizar os resultados da análise para aperfeiçoar a estratégia e formular futuras iniciativas de desenvolvimento de competências.

DISCUSSÃO DOS RESULTADOS

Através de uma revisão exaustiva das respostas dadas pelos cinco médicos docentes especializados em emergências obstétricas, tornou-se evidente a riqueza de abordagens e estratégias pedagógicas aplicadas na formação de estudantes de medicina nesta área específica. Cada docente ofereceu uma perspetiva única sobre o papel fundamental do médico docente, os desafios inerentes ao processo de ensino, a adaptação das abordagens pedagógicas, a promoção da participação ativa, a integração da ética e da sensibilidade cultural, a eficácia das tecnologias educativas e a preparação dos estudantes para enfrentar situações de emergência obstétrica em contextos reais.

Relativamente ao papel fundamental do médico docente, salienta-se a importância de orientar e liderar o desenvolvimento de competências clínicas, bem como de atuar como um modelo exemplar em termos de princípios éticos e humanísticos. Além disso, é sublinhado o papel de facilitar a aprendizagem ativa e experimental, fomentar o trabalho em equipa e cultivar a resiliência e as capacidades de gestão do stress entre os estudantes.

Os desafios enfrentados pelos professores nesta área incluem a variabilidade da experiência clínica dos estudantes, a gestão eficaz do tempo, a diversidade de estilos de aprendizagem, a exposição limitada a emergências obstétricas em contextos clínicos reais e a necessidade de se manterem constantemente actualizados face a uma área médica em constante mudança.

Em termos de adaptação da abordagem pedagógica, é sublinhada a necessidade de individualizar a aprendizagem para responder às diferentes competências e conhecimentos de base dos estudantes. É também salientada a importância de integrar simulações realistas, de utilizar estratégias de aprendizagem baseadas em problemas, de fornecer regularmente feedback construtivo e de utilizar tecnologias educativas.

As estratégias para incentivar a participação ativa dos estudantes vão desde a conceção de cenários interactivos a discussões baseadas em casos, dramatizações, prática em ambientes simulados e projectos de colaboração. Cada uma destas estratégias tem por objetivo promover uma aprendizagem prática e participativa. No domínio da ética e da sensibilidade cultural, os professores salientam a importância de conceber cenários e casos que reflictam a diversidade cultural da população.

Por último, é de salientar que a importância da formação contínua para os médicos docentes é unanimemente reconhecida, sendo a participação ativa em eventos científicos, a colaboração com profissionais especializados, a adesão a programas de formação contínua, a supervisão de investigação e de estudos clínicos as principais estratégias para se manterem actualizados e para ministrarem um ensino relevante e eficaz.

CONCLUSÕES

Em retrospetiva, ao analisar as respostas dos médicos docentes especialistas em emergências obstétricas, destaca-se a convergência na importância atribuída ao papel fundamental que desempenham na formação dos estudantes de medicina. Todos concordam que a atuação como guias, líderes e modelos é essencial para o desenvolvimento de competências clínicas, julgamento clínico e princípios éticos nos futuros profissionais de saúde.

À medida que estes professores partilhavam as suas experiências, surgiram vários desafios comuns enfrentados no ensino das emergências obstétricas. A variabilidade na experiência clínica dos estudantes, a gestão do tempo, a diversidade de estilos de aprendizagem e a exposição limitada a casos reais surgiram como obstáculos significativos. No entanto, cada professor abordou estes desafios com estratégias específicas, salientando a necessidade de flexibilidade e adaptabilidade na sua abordagem pedagógica.

A nível pedagógico, a adaptação tornou-se um fio condutor, com os professores a sublinharem a importância de adaptarem os seus métodos de ensino às necessidades individuais dos estudantes, integrando simulações realistas, aprendizagem baseada em problemas e tecnologias educativas, sendo esta abordagem personalizada fundamental para garantir que cada estudante adquira competências eficazes no tratamento de emergências obstétricas.

Por último, a necessidade de formação contínua para os educadores médicos no domínio dos cuidados de emergência obstétrica foi destacada como uma conclusão unificada. A participação em eventos científicos, a colaboração com peritos, os programas de formação contínua e a supervisão da investigação clínica foram identificados como estratégias-chave para se manterem actualizados e, assim, proporcionarem um ensino informado e relevante.

BIBLIOGRAFIA

1 . Sanchez. Perceção da simulação clínica obstétrica em estudantes de medicina humana de uma universidade privada em Lima - Peru 2021. [Online]; 2021 [citado 2024 janeiro 31]. Disponível em: https://hdl.handle.net/20.500.14308/3315.

2 . Campoverde A&. Das memórias da transmissão de conhecimentos aos fundamentos da mediação pedagógica. [Em linha]; 2021 [citado 2024 janeiro 31]. Disponível em: http://dspace.uazuay .edu.ec/handle/datos/11372.

3 . Paredes. Nível de conhecimento em emergências obstétricas em gestantes de alto risco em internos de obstetrícia do Hospital Materno Infantil Carlos Showing Ferrari, 2018. [Online]; 2021 [citado 2024 janeiro 31]. Disponível em:

http://repositorio.udh.edu.pe/123456789/3010.

4 . Jimenez. Plan de capacitación para el fortalecimiento de competencias del profesional obstetra en emergencias obstétricas de unos centros Materno Infantil, Ica 2023. [Em linha]; 2023 [citado 2024 janeiro 31]. Disponível em: https://hdl.handle.net/20.500.12692/130660.

5 . Moreno. Prática Simulada em Emergências Obstétricas como Cenário de Aprendizagem. [Online]; 2021 [citado 2024 janeiro 31]. Disponível em:

http://repository.unipiloto.edu.co/handle/20.500.12277/10815.

6 . Gomar F&. Desenho de um modelo de cenário de simulação clínica. Uma proposta para a formação em Obstetrícia e Puericultura. [Online]; 2024 [citado 2024 janeiro 31]. Disponível em: https://dx.doi.org/10.33588/fem.2605.1301.

7 . Llano M&L. Competências profissionais dos especialistas de Medicina Interna para cuidar de grávidas com patologias associadas. [Em linha]; 2023 [citado 2024 janeiro 31], Disponível em: http://scielo.sld.cu/scielo.php?pid=S1815-76962023000300018&script=sci_arttext.

8 . Alcorta-Garza, A., González-Guerrero, J., Tavitas-Herrera, S., e Rodríguez-Lara, F. (2005). Validação da escala de empatia médica de Jefferson em estudantes de medicina mexicanos. *Salud mental, 28*(5), 57-63.

9 . Altamirano-Droguett, J. (2019). Simulação clínica: Um contributo para o ensino e aprendizagem em obstetrícia. *Revista eletrónica Educare, 23*(2), 167-187.

https://doi.org/10.15359/ree.23-2.9

10 Ausubel, D. (1968). *Educational Psychology: A Cognitive View*. Holt, Rinehart and Winston.

11 Balderix (2024). *Academia Balderix*. Probabilidade e Estatística: https://www.probabilidadyestadistica.net/checklist-lista-de- verificacion/

12 Beca, J. P., Gómez, M. I., Browne, F., e Browne, J. (2011). Os estudantes de medicina como parte da equipa de cuidados de saúde. *Revista médica de Chile, 139*(4), 462-466. https://doi.org/10.4067/S0034-98872011000400007

13 Becciu, S. (2023). *fullaudits.com*. O que é a normalização de processos, como aplicá-la e exemplos:

https://fullaudits.com/estandarizacion-de-procesos-aplicarla-y- examples/

14 Bronfenbrenner, U. (1979). *The Ecology of Human Development: Experiments by Nature and Design*. Harvard University Press.

15 Bruner, J. (1966). *Toward Theory of Instruction.* Harvard University Press.

16 Cambero Martínez, Y., Santisteban Alba, S., Álvarez Sintes, A., Rodríguez, R., Olazabal, J., e Enamorado, A. (2022). Desenho da disciplina de Obstetrícia e Ginecologia baseado na formação de competências. Educación Médica Superior, 36 (3), 1-17.

http://scielo.sld.cu/pdf/ems/v36n3/1561-2902-ems-36-03-e3494.pdf

17 Campos, S., e Loza, P. (2011). *Incidencia de la gestión administrativa de la biblioteca municipal "Pedro Moncayo" de la ciudad de barra en mejora de la calidad de servicios y atención a los usuarios en el año 2011. Proposta alternativa.* Tese de licenciatura, Universidad Técnica del Norte, Equador.

http://repositorio.utn.edu.ec/handle/123456789/1945

18 .Cokomik. (2023). https://conomik.com. Guia prático: Como efetuar uma análise dos resultados: https://conomik.com/como-hacer-un-analisis- de-results/

19 .Conway, A. (2021). *discover.egafutura.com.* what-is-the-strategy-drawing-and-why-is-it-important: https://discover.egafutura.com/que-es-el-diseno-de-estrategia-y-por- what-is-it-important/

20 Cunningham, F., Leveno, K., Bloom, S., Dashe, J., e Hoffman, B. (2018). *Williams obstetrics.* McGraw-Hill Education.

21 Díaz Barriga, S. (2011). *El enfoque de competencias en educación; la enseñanza situada.* Cidade do México: Perfiles educativos.

22 .escola didática. (2024). https://www.escueladidactica.com/. O que é o modelo Kirkpatrick: https://www.escueladidactica.com/que-es-el- model-kirkpatrick/

23 Esquerda, M., Yuguero, O., Viñas, J., e Pifarré, J. (2016). A empatia médica nasce ou é feita? Evolução da empatia em estudantes de medicina. *Atención Primaria, 48* (1), 8-14.

https://doi.org/10.1016zj.aprim.2014.12.012

24 . Fescma, R., De Mucio, B., Ortiz, E., e Jarquin, D. (2012). *Diretrizes para o atendimento de emergências obstétricas graves.* Organização Pan-Americana da Saúde.

https://www3.paho.org/clap/dmdocuments/CLAP1594.pdf

25 Gaba, D. (2004). A visão futura da simulação nos cuidados de saúde. *Qual Saf Health Care, 13* (1), 2-10.

https://doi.org/10.1136/qhc.13.suppl_1.i2

26 García, C. (2020). *Conhecimentos, atitudes e práticas sobre o manejo da hemorragia obstétrica - chave vermelha - MSP em estudantes de pós-graduação em Ginecologia e Obstetrícia da Universidade Católica do Equador, Quito.* Documento de Especialista, Pontificia Universidad Católica del Ecuador, Quito. http://repositorio.puce.edu.ec/handle/22000/18340?show=full

27 Gardner, H. (1983). *Frames of Mind: The Theory of Multiple Intelligences.* Basic Books.

28 Ginoris Quesada, O., Addine Fernández, F., e Turcaz Millán, J. (2006). *Didática Geral.* INSTITUTO PEDAGÓGICO DA AMÉRICA LATINA E DAS CARAÍBAS.

29 Greif, D., Bottaro, S., Gómez, F., Grenno, A., Nozar, F., Fiol, V., e Briozzo, L. (2015). Treinamento de residentes de ginecologia em emergências obstétricas utilizando simulação clínica. *Rev Méd Urug, 31* (1), 46-52.

30 Jimenez Pozo, E. (2023). *Plan de capacitación para elfortalecimiento de competencias del profesional obstetra en emergencias obstétricas de unos centros Materno Infantil, Ica 2023*. Dissertação de Mestrado, Universidade César Vallejo, Lima.

31 Kolb, D. (1984). *Experiential Learning: Experience as the Source of Learning and Development*. Prentice Hall.

32 Kraus, A. (2017). *Empatia: Notas sem paz de espírito*. Nexos:

https://www.nexos.com.mx/7pA30800

33 López López, V. (2015). *Avaliação de estratégias*. Emprendices: https://www.emprendices.co/evaluacion-de-estrategias/

34 Lopez, M., Lopez, S., Ramos, L., e Pato, O. (2013). A simulação clínica como ferramenta de aprendizagem. *ma. Cirugia mayor ambulatoria, 18* (1), 27-31.

http://www.asecma.org/Documentos/Articulos/05_18_1_FC_Lo%C2 %A6%C3%BCpez.pdf

35 Ludeña, D. (2018). *Simulação na aquisição de habilidades clínicas para o manejo de emergências obstétricas, distócia de ombro em estudantes de medicina da Universidade Técnica Particular de Loja, período de setembro de 2013 a fevereiro de 2014*. Tese de licenciatura em medicina, Universidad Técnica Particular de Loja, Loja.

36 Machado Linde, F., Prieto-Sánchez, M., Sánchez-Ferrer, M., e Nieto, A. (2014). Otimização da prática clínica na aprendizagem de Ginecologia e Obstetrícia por estudantes de medicina. *II Conferência Internacional sobre Inovação no Ensino*. Murcia.

37 Maslow, A. (1970). *Motivation and Personality (Motivação e Personalidade)*. Harper & Row.

38 Maza-de la Torre, G., Motta-Ramírez, G., Motta-Ramírez, G., e Jarquin-Hernández, P. (2023). Empatia, comunicação eficaz e assertividade na prática médica atual. *Revista de sanidad militar, 77*(1). https://doi.org/10.56443/rsm.v77i1.371

39 Mercado-Cruza, E., Morales-Acevedo, J., Lugo-Reyes, G., Quintos-Romero, A., e Esperón-Hernández, R. (2021). Telesimulação: uma estratégia para desenvolver habilidades clínicas em estudantes de medicina. *Investigación en Educación Médica, 10*(40), 19-28. https://doi.org/10.22201/fm.20075057e.2021.40.21355

40 Millán Núñez, J. (2008). O ensino de competências clínicas. *Educación Médica, 11* (1), 21-27.

http://scielo.isciii.es/scielo.php?script=sci_arttext&pid=S1575-18132008000500005&lng=es&tlng=es

41 Miranda, A. (2021). *Os 3 melhores métodos para avaliar a eficácia da formação.* https://es.linkedin.com/pulse/los-3-mejores- metodos-para-avaliar-a-eficacia-de-miranda-rojas.

42 Obando, R. (2023). *O que é normalização de processos, como aplicá-la.* https://blog.hubspot.es:

https://blog.hubspot.es/sales/estandarizacion-de-procesos

43 .office for *women's* health. (2022). https://espanol.womenshealth.gov/: https://espanol.womenshealth.gov/pregnancy/youre-pregnant-now-what/pregnancy-complications

44 Oldland, E., Botti, M., Hutchinson, A., e Redley, B. (2020). Um quadro de responsabilidades dos enfermeiros para a qualidade dos cuidados de saúde - Exploração da validade de conteúdo. *Collegian, 27*(2), 150-163. https://doi.org/10.1016zj.colegn.2019.07.007

45 Organização Mundial da Saúde. (2016). *Orientações estratégicas globais para o reforço da enfermagem e da obstetrícia 2016-2020.* https://www.who.int/publications-detail-redirect/9789240033863

46 Palés, J., e Gomar, C. (2010). O uso de simulações na educação médica. Teoría de la educación. *Educação e cultura na sociedade da informação, 11* (2), 147-169.

http://www.ub.edu/medicina_unitateducaciomedica/documentos/Lus%20de%20les%20simulacions%20en%20educacio%20medica.pdf

47 Piaget, J. (1976). *O nascimento da inteligência na criança.* Fundo de Cultura Económica.

48 Pineda-Leguízamo, R., Miranda-Novales, G., e Villasís-Keever, M. (2018). A importância dos relatos de casos clínicos na investigação. *Revista alergia México, 65*(1), 92-98.

https://doi.org/https://doi.org/10.29262/ram.v65i1.348

49 Ruiz, E. (2024). https://plandemergencia.com/.

https://plandemergencia.com/comunicacion-en-situaciones-de-crisis/what-are-the-best-strategies-for-communicating-in-emergency-situations-clearly-and-precisely/

50 Ministério da Saúde. (2021). *Manual de habilidades didácticas para la formación de instructores de primeros respondientes.* México: Secretaria Técnica do Conselho Nacional de Prevenção de Acidentes.

https://www.gob.mx/cms/uploads/attachment/file/783775/Manual_Formaci_n_Instructores_030321.pdf

51 Skinner, B. (1954). The Science of Learning and the Art of Teaching. *HarvardEducationalReview, 24*(2), 86-97.

52 Sociedade Espanhola de Oncologia Médica, Federação de Mulheres de Câncer de Mama, Novartis Oncology (2008). *Empatia, essencial na comunicação médico-doente.* Sociedade Espanhola de Oncologia Médica: https://www.seom.org/seomcms/images/stories/recursos/salaprensa/n otasprensa/2008/np_guia_empatia.pdf

53 Soler Martínez, C. (2004). Reflexões sobre o termo competências na atividade docente. *EducMedSuper., 18*(1).

54 Supersalud. (2021). *Plan de prevención, preparación y respuesta ante emergencias.* Minsalud, Superintendencia Nacional de Salud. https://docs.supersalud.gov.co/PortalWeb/planeacion/Planes/SST%2 0-%20PlanPPR%20Emergencias2021.pdf

55 Tapia Villanueva, R., Núñez Tapia, R., Syr Salas, R., e Rodríguez-Orozco, A. (2007). O internato médico pré-graduado e as competências clínicas. *Educación Médica Superior,, 21* (4). http://scielo.sld.cu/scielo.php?script=sci_arttext&pid=S0864-21412007000400005

56 . Universidad del Azuay. (2023). http://www.uazuay.edu.ec. https://www.uazuay.edu.ec/estudios-de-grado/carreras/medicina: https://www.uazuay.edu.ec/estudios-de-grado/carreras/medicina

57 Urra, E., Sandoval, S., e Irribarren, F. (2017). O desafio e o futuro da simulação como estratégia de ensino em enfermagem. *Revista Investigación en Educación Médica, 6(22)*, 119-125. http://www.scielo.org.mx/scielo.php?pid=S2007-50572017000200009&script=sci_arttext

58 Departamento de Saúde e Serviços Humanos dos EUA (2024). www.nichd.nih.gov.

www.nichd.nih.gov/health/topics/pregnancy/conditioninfo/complicat iões: https://www.nichd.nih.gov/health/topics/pregnancy/conditioninfo/co mplicações

59 Vázquez Gómez, L., Rodríguez Calvo, M., Arriola Mesa, Y., e Rodríguez Casas, E. (2015). Avaliação de competências clínicas em estudantes de medicina do terceiro ano. *Edumecentro, 7*(3), 1-12.

60 Velasco, A. (2013). *Simulação clínica e enfermagem, criando um ambiente de simulação.* Tese de licenciatura, Universidade da Cantábria. https://metodoinvestigacion.files.wordpress.com/2014/11/simulacic3 b3n-cc3b1inica-y-efermerc3ada-creando-um-ambiente-de- simulacic3b3n-u-de-cantabria.pdf

61 Velázquez, A. (2024). *PerguntaPro*. O que é o modelo de avaliação de Kirkpatrick: https://www.questionpro.com/blog/es/modelo-de-. avaliação-kirkpatrick/

62 Villao Rodríguez, L., Yaguana Torres, J., e Lara Arriaga, S. (2023). Estrategia para el Desarrollo de Habilidades en la Atención de Urgencias Obstétricas en el Estudiante de Medicina. *Ciencia latina.* https://ciencialatina.org/index.php/cienciala/article/download/836l/l 2568?inline=1

63 Vygotsky, L. (1978). *Mind in Society: The Development of Higher Psychological Processes.* Harvard University Press.

64 Westreicher, G. (2024) *O que é uma estratégia?* economipedia: https://economipedia.com/definiciones/estrategia.html

65 Organização Mundial de Saúde (2016). *Gestão de complicações na gravidez e no parto: um guia para parteiras e médicos.* Organização Mundial da Saúde.

66. Yuste, G. (2023). https://keepcoding.io/blog. que-es-el-diseno-estrategico/: https://keepcoding.io/blog/que-es-el-diseno-estrategico/

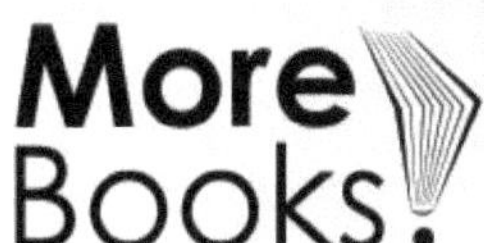

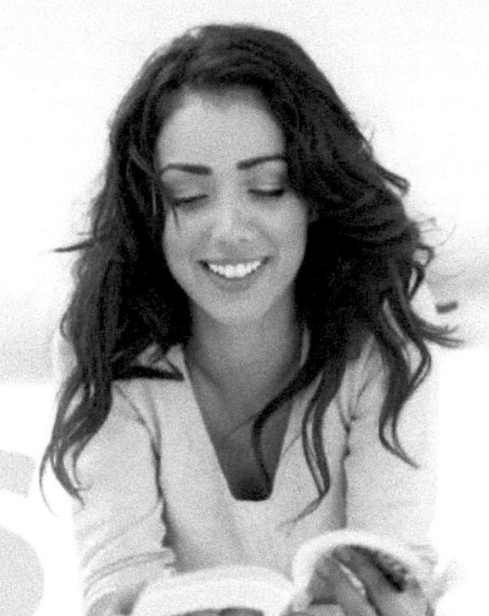

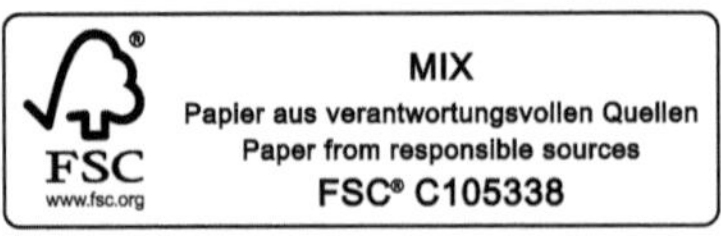